中医四小经典（便携诵读本）

濒湖脉学

明·李时珍　著

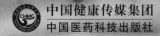
中国健康传媒集团
中国医药科技出版社

图书在版编目（CIP）数据

濒湖脉学/（明）李时珍著．—北京：中国医药科技出版社，2016.8

（中医四小经典：便携诵读本）

ISBN 978-7-5067-8565-5

Ⅰ．①濒…　Ⅱ．①李…　Ⅲ．①脉学-中国-明代　Ⅳ．①R241.1

中国版本图书馆CIP数据核字（2016）第165166号

美术编辑　陈君杞
版式设计　郭小平

出版　**中国健康传媒集团**｜中国医药科技出版社
地址　北京市海淀区文慧园北路甲22号
邮编　100082
电话　发行：010-62227427　邮购：010-62236938
网址　www.cmstp.com
规格　889×1194mm $^1/_{64}$
印张　1 $^1/_4$
字数　23千字
版次　2016年8月第1版
印次　2023年9月第9次印刷
印刷　廊坊市海玉印刷有限公司
经销　全国各地新华书店
书号　ISBN 978-7-5067-8565-5
定价　**10.00元**

获取新书信息、投稿
为图书纠错，请扫码
联系我们。

内 容 简 介

本书为中医四小经典之一，为明代震惊中外的医药学家李时珍晚年所作。全书撷取《内经》《脉经》等诸书精华，结合作者多年的经验撰著而成。一是阐述了27种脉象的脉形特点，辨别方法及主治病证；二是引录了其父李言闻阐述脉学理论的《四言举要》。全书用韵语文体编成歌诀，读之朗朗上口，易诵易记，是后世学习脉学的良好读物，为历代医家所推崇。书末附《脉诀考证》，亦是对《濒湖脉学》的补充。

自　序

　　李时珍曰：宋有俗子，杜撰《脉诀》，鄙陋纰缪，医学习诵，以为权舆，逮臻颁白，脉理竟昧。戴同父常刊其误，先考月池翁著《四诊发明》八卷，皆精诣奥室，浅学未能窥造。（珍）因撮粹撷华，僭撰此书，以便习读，为脉指南。世之医病两家，咸以脉为首务，不知脉乃四诊之末，谓之巧者尔，上士欲会其全，非备四诊不可。

明嘉靖甲子上元日谨书于濒湖薖所

目录

卷一 二十七脉

一、浮（阳）

浮脉：举之有余，按之不足（《脉经》），如微风吹鸟背上毛，厌厌聂聂（轻泛貌），如循榆荚（《素问》），如水漂木（崔氏），如捻葱叶（黎氏）。

浮脉法天，有轻清在上之象，在卦为乾，在时为秋，在人为肺。又谓之毛。太过则中坚旁虚，如循鸡羽，病在外也；不及则气来毛微，病在中也。《脉诀》言"寻之如太过"，乃浮兼洪紧之象，非浮脉也。

1. 体状诗

浮脉惟从肉上行，如循榆荚似毛轻；
三秋得令知无恙，久病逢之却可惊。

2. 相类诗

浮如木在水中浮，浮大中空乃是芤；
拍拍而浮是洪脉，来时虽盛去悠悠。
浮脉轻平似捻葱，虚来迟大豁然空；
浮而柔细方为濡，散似杨花无定踪。

浮而有力为洪，浮而迟大为虚，虚甚为散，浮而无力为芤，浮而柔细为濡。

3. 主病诗

浮脉为阳表病居，迟风数热紧寒拘；
浮而有力多风热，无力而浮是血虚。

4. 分部诗

寸浮头痛眩生风，或有风痰聚在胸；
关上土衰兼木旺，尺中溲便不流通。

浮脉主表，有力表实，无力表虚，浮

迟中风，浮数风热，浮紧风寒，浮缓风湿，浮虚伤暑，浮芤失血，浮洪虚热，浮散劳极。

二、沉（阴）

沉脉：重手按至筋骨乃得（《脉经》），如绵裹砂，内刚外柔（杨氏），如石投水，必极其底。

沉脉法地，有渊泉在下之象，在卦为坎，在时为冬，在人为肾。又谓之石，亦曰营。太过则如弹石，按之益坚，病在外也。不及则气来虚微，去如数者，病在中也。《脉诀》言"缓度三关，状如烂绵"者，非也。沉有缓数及各部之沉，烂绵乃弱脉，非沉也。

1. 体状诗

水行润下脉来沉，筋骨之间软滑匀；
女子寸兮男子尺，四时如此号为平。

2. 相类诗

沉帮筋骨自调匀，伏则推筋着骨寻；
沉细如绵真弱脉，弦长实大是牢形。

沉行筋间，伏行骨上，牢大有力，弱细无力。

3. 主病诗

沉潜水蓄阴经病，数热迟寒滑有痰；
无力而沉虚与气，沉而有力积并寒。

4. 分部诗

寸沉痰郁水停胸，关主中寒痛不通；
尺部浊遗并泄利，肾虚腰及下元痌。

沉脉主里，有力里实，无力里虚。沉则为气，又主水蓄，沉迟痼冷，沉数内热，沉滑痰食，沉涩气郁，沉弱寒热，沉缓寒湿，沉紧冷痛，沉牢冷积。

三、迟（阴）

迟脉：一息三至，去来极慢（《脉

经》）。

迟为阳不胜阴，故脉来不及。《脉诀》言"重手乃得"，是有沉无浮。一息三至，甚为易见，而曰"隐隐"、曰"状且难"，是涩脉矣，其谬可知。

1. 体状诗

迟来一息至惟三，阳不胜阴气血寒；

但把浮沉分表里，消阴须益火之原。

2. 相类诗

脉来三至号为迟，小驶于迟作缓持；

迟细而难知是涩，浮而迟大以虚推。

三至为迟，有力为缓，无力为涩，有止为结，迟甚为败，浮大而软为虚。黎氏曰："迟，小而实；缓，大而慢。迟为阴盛阳衰，缓为卫盛营弱，宜别之。"

3. 主病诗

迟司脏病或多痰，沉痼癥瘕仔细看；

有力而迟为冷痛，迟而无力定虚寒。

4. 分部诗

寸迟必是上焦寒，关主中寒痛不堪；
尺是肾虚腰脚重，溲便不禁疝牵丸。

迟脉主脏，有力冷痛，无力虚寒。浮迟表寒，沉迟里寒。

四、数（阳）

数脉：一息六至（《脉经》），脉流薄疾（《素问》）。

数为阴不胜阳，故脉来太过。浮、沉、迟、数，脉之纲领。《素问》《脉经》，皆为正脉。《脉诀》立七表、八里，而遗数脉，止谓于心脏，其妄甚矣。

1. 体状诗

数脉息间常六至，阴微阳盛必狂烦；
浮沉表里分虚实，惟有儿童作吉看。

2. 相类诗

数比平人多一至，紧来如数似弹绳；

数而时止名为促，数见关中动脉形。

数而弦急为紧，流利为滑，数而有止为促，数甚为疾，数见关中为动。

3. 主病诗

数脉为阳热可知，只将君相火来医；

实宜凉泻虚温补，肺病秋深却畏之。

4. 分部诗

寸数咽喉口舌疮，吐红咳嗽肺生疡；

当关胃火并肝火，尺属滋阴降火汤。

数脉主腑，有力实火，无力虚火。浮数表热，沉数里热，气口数实肺痈，数虚肺痿。

五、滑（阳中阴）

滑脉：往来前却，流利展转，替替然

如珠之应指（《脉经》），漉漉如欲脱。

滑为阴气有余，故脉来流利如水。脉者，血之府也。血盛则脉滑，故肾脉宜之；气盛则脉涩，故肺脉宜之。《脉诀》云："按之即伏，三关如珠，不进不退。"是不分浮滑、沉滑、尺寸之滑也，今正之。

1. 体状相类诗

滑脉如珠替替然，往来流利却还前；
莫将滑数为同类，数脉惟看至数间。

滑则如珠，数则六至。

2. 主病诗

滑脉为阳元气衰，痰生百病食生灾；
上为吐逆下蓄血，女脉调时定有胎。

3. 分部诗

寸滑膈痰生呕吐，吞酸舌强或咳嗽；
当关宿食肝脾热，渴痢癫淋看尺部。

滑主痰饮，浮滑风痰，沉滑食痰，滑数痰火，滑短宿食。《脉诀》言"关滑胃寒，尺滑脐似冰"，与《脉经》言"关滑胃热，尺滑血蓄，妇人经病"之旨相反，其谬如此。

六、涩（阴）

涩脉：细而迟，往来难，短且散，或一止复来（《脉经》），参伍不调（《素问》），如轻刀刮竹（《脉诀》），如雨沾沙（通真子），如病蚕食叶。

涩为阳气有余，气盛则血少，故脉来蹇滞，而肺宜之。《脉诀》言："指下寻之似有，举之全无。"与《脉经》所云，绝不相干。

1. 体状诗

细迟短涩往来难，散止依稀应指间；
如雨沾沙容易散，病蚕食叶慢而艰。

2. 相类诗

参伍不调名曰涩，轻刀刮竹短而难；
微似秒芒微软甚，浮沉不别有无间。

细迟短散，时一止，曰涩；极细而软，重按若绝，曰微；浮而柔细，曰濡；沉而柔细，曰弱。

3. 主病诗

涩缘血少或伤精，反胃亡阳汗雨淋；
寒湿入营为血痹，女人非孕即无经。

4. 分部诗

寸涩心虚痛对胸，胃虚胁胀察关中；
尺为精血俱伤候，肠结溲淋或下红。

涩主血少精伤之病，女人有孕为胎病，无孕为败血。杜光庭云："涩脉独见尺中，形散同代为死脉。"

七、虚（阴）

虚脉：迟大而软，按之无力，隐指豁

豁然空 (《脉经》)。

崔紫虚云:"形大力薄,其虚可知。"《脉诀》言"寻之不足,举之有余",止言浮脉,不见虚状。杨仁斋言"状似柳絮,散漫而迟",滑氏言"散大而软",皆是散脉,非虚也。

1. 体状相类诗

举之迟大按之松,脉状无涯类谷空;

莫把芤虚为一例,芤来浮大似慈葱。

虚脉浮大而迟,按之无力。芤脉浮大,按之中空。芤为脱血,虚为血虚。浮散二脉见浮脉。

2. 主病诗

脉虚身热为伤暑,自汗怔忡惊悸多;

发热阴虚须早治,养营益气莫蹉跎。

3. 分部诗

血不荣心寸口虚,关中腹胀食难舒;

骨蒸痿痹伤精血，却在神门两部居。

经曰"血虚脉虚"，曰"气来虚微为不及，病在内"，曰"久病脉虚者死"。

八、实（阳）

实脉：浮沉皆得，脉大而长，微弦，应指幅幅然（《脉经》）。

幅幅，坚实貌。《脉诀》言"如绳，应指来"，乃紧脉，非实脉也。

1. 体状诗

浮沉皆得大而长，应指无虚幅幅强；
热蕴三焦成壮火，通肠发汗始安康。

2. 相类诗

实脉浮沉有力强，紧如弹索转无常；
须知牢脉帮筋骨，实大微弦更带长。

浮沉有力为实；弦急弹指为紧；沉而实大，微弦而长为牢。

3. 主病诗

实脉为阳火郁成，发狂谵语吐频频；
或为阳毒或伤食，大便不通或气疼。

4. 分部诗

寸实应知面热风，咽疼舌强气填胸；
当关脾热中宫满，尺实腰肠痛不通。

经曰"血实脉实"，曰"脉实者，水谷为病"，曰"气来实强，是谓太过"。《脉诀》言"尺实小便不禁"，与《脉经》"尺实小腹痛、小便难"之说何反？洁古不知其谬，诀为虚寒，药用姜附，愈误矣。

九、长（阳）

长脉：不小不大，迢迢自若（朱氏），如循长竿末梢，为平；如引绳，如循长竿，为病（《素问》）。

长有三部之长、一部之长，在时为

春，在人为肝。心脉长，神强气壮；肾脉长，蒂固根深。《经》曰"长则气治"，皆言平脉也。

1. 体状相类诗

过于本位脉名长，弦则非然但满张；
弦脉与长争较远，良工尺度自能量。
实、牢、弦、紧，皆兼长脉。

2. 主病诗

长脉迢迢大小匀，反常为病似牵绳；
若非阳毒癫痫病，即是阳明热势深。
长主有余之病。

十、短（阴）

短脉：不及本位（《脉诀》），应指而回，不能满部（《脉经》）。

戴同父云："短脉只见尺寸，若关中见短，上不通寸，下不通尺，是阴阳绝脉，必死矣。故关不诊短。"黎居士云："长短未有定体，诸脉举按之，附过于本位者为长，不及本位者为短。长脉属肝宜于春，短脉属肺宜于秋。但诊肝肺，长短自见。"短脉两头无、中间有，不及本位，乃气不足以前导其血也。

1. 体状相类诗

两头缩缩名为短，涩短迟迟细且难；

短涩而浮秋喜见，三春为贼有邪干。

涩、微、动、结，皆兼短脉。

2. 主病诗

短脉惟于尺寸寻，短而滑数酒伤神；

浮为血涩沉为痞，寸主头疼尺腹疼。

经曰："短则气病。"短主不及之病。

十一、洪（阳）

洪脉：指下极大（《脉经》），来盛去衰（《素问》），来大去长（通真子）。

洪脉在卦为离，在时为夏，在人为

心。《素问》谓之大，亦曰钩。滑氏曰："来盛去衰，如钩之曲，上而复下。应血脉来去之象，象万物敷布下垂之状。"詹炎举言"如环珠者"非。《脉诀》云"季夏宜之，秋季、冬季，发汗通肠，俱非洪脉所宜"。盖谬也。

1. 体状诗

脉来洪盛去还衰，满指滔滔应夏时；
若在春秋冬月分，升阳散火莫狐疑。

2. 相类诗

洪脉来时拍拍然，去衰来盛似波澜；
欲知实脉参差处，举按弦长愊愊坚。
洪而有力为实，实而无力为洪。

3. 主病诗

脉洪阳盛血应虚，相火炎炎热病居；
胀满胃翻须早治，阴虚泄痢可踌躇。

4. 分部诗

寸洪心火上焦炎，肺脉洪时金不堪；

肝火胃虚关内察，肾虚阴火尺中看。

洪主阳盛阴虚之病，泄痢、失血、久嗽者忌之。《经》曰"形瘦脉大多气者死"，曰"脉大则病进"。

十二、微（阴）

微脉：极细而软，按之如欲绝，若有若无（《脉经》），细而稍长（戴氏）。

《素问》谓之"小"。又曰："气血微则脉微。"

1. 体状相类诗

微脉轻微瞥瞥乎，按之欲绝有如无；

微为阳弱细阴弱，细比于微略较粗。

轻诊即见，重按如欲绝者，微也。往来如线而常有者，细也。仲景曰："脉瞥瞥如羹上肥者，阳气微；萦萦如蚕丝细者，阴气衰。长病得之死，卒病得之生。"

2. 主病诗

气血微兮脉亦微，恶寒发热汗淋漓；

男为劳极诸虚候，女作崩中带下医。

3. 分部诗

寸微气促或心惊，关脉微时胀满形；

尺部见之精血弱，恶寒消瘅痛呻吟。

微主久虚血弱之病，阳微恶寒，阴微发热。《脉诀》云：“崩中日久肝阴竭，漏下多时骨髓枯。”

十三、紧（阳）

紧脉：来往有力，左右弹人手（《素问》），如转索无常（仲景），数如切绳（《脉经》），如纫箄线（丹溪）。

紧乃热为寒束之脉，故急数如此，要有神气。《素问》谓之“急”。《脉诀》言：“寥寥入尺来。”崔氏言：“如线，皆非紧状。或以浮紧为弦，沉紧为牢，亦近似耳。"

1. 体状诗

举如转索切如绳，脉象因之得紧名；

总是寒邪来作寇，内为腹痛外身疼。

2. 相类诗

见弦、实。

3. 主病诗

紧为诸痛主于寒，喘咳风痫吐冷痰；

浮紧表寒须发越，紧沉温散自然安。

4. 分部诗

寸紧人迎气口分，当关心腹痛沉沉；

尺中有紧为阴冷，定是奔豚与疝疼。

诸紧为寒为痛。人迎紧盛，伤于寒；气口紧盛，伤于食。尺紧，痛居其腹，况乃疾在其腹。中恶浮紧、咳嗽沉紧，皆主死。

十四、缓（阴）

缓脉：去来小快于迟（《脉经》），一息四至（戴氏），如丝在经，不卷其轴，应指和缓，往来甚匀（张太素），如初春杨柳舞风之象（杨玄操），如微风轻飐柳梢（滑伯仁）。

缓脉在卦为坤，在时为四季，在人为脾。阳寸阴尺，上下同等，浮大而软，无有偏胜者，平脉也。若非其时，即为有病。缓而和匀，不浮不沉，不疾不徐，不微不弱者，即为胃气，故杜光庭云："欲知死期何以取？古贤推定五般土。阳土须知不遇阴，阴土遇阴当细数。"详《玉函经》。

1. 体状诗

缓脉阿阿四至通，柳梢袅袅飐轻风；
欲从脉里求神气，只在从容和缓中。

2. 相类诗

见迟脉。

3. 主病诗

缓脉营衰卫有余，或风或湿或脾虚；

上为项强下痿痹，分别浮沉大小区。

4. 分部诗

寸缓风邪项背拘，关为风眩胃家虚；

神门濡泄或风秘，或是蹒跚足力迂。

浮缓为风，沉缓为湿，缓大风虚，缓细湿痹，缓涩脾虚，缓弱气虚。《脉诀》言"缓主脾热口臭、反胃、齿痛、梦鬼诸病"，出自杜撰，与缓无关。

十五、芤（阳中阴）

芤脉：浮大而软，按之中央空，两边实（《脉经》），中空外实，状如慈葱。

芤，慈葱也。《素问》无芤名。刘三

点云："芤脉何似？绝类慈葱，指下成窟，有边无中。"戴同父云："营行脉中，脉以血为形，芤脉中空，脱血之象也。"《脉经》云："三部脉芤，长病得之生，卒病得之死。"《脉诀》言"两头有，中间无"，是脉断截矣；又言"主淋沥、气入小肠"，与失血之候相反，误世不小。

1. 体状诗

芤形浮大软如葱，边实须知内已空；
火犯阳经血上溢，热侵阴络下流红。

2. 相类诗

中空旁实乃为芤，浮大而迟虚脉呼；
芤更带弦名曰革，芤为失血革血虚。

3. 主病诗

寸芤积血在于胸，关里逢芤肠胃痈；
尺部见之多下血，赤淋红痢漏崩中。

十六、弦（阳中阴）

弦脉：端直以长（《素问》），如张弓弦（《脉经》），按之不移，绰绰如按琴瑟弦（巢氏），状若筝弦（《脉诀》），从中直过，挺然指下（《刊误》）。

弦脉，在卦为震，在时为春，在人为肝。轻虚以滑者平，实滑如循长竿者病，劲急如新张弓弦者死。池氏曰："弦紧而数劲，为太过；弦紧而细，为不及。"戴同父曰："弦而软，其病轻；弦而硬，其病重。"《脉诀》言"时时带数"，又言"脉紧状绳牵"，皆非弦象，今削之。

1. 体状诗

弦脉迢迢端直长，肝经木旺土应伤；

怒气满胸常欲叫，翳蒙瞳子泪淋浪。

2. 相类诗

弦来端直似丝弦，紧则如绳左右弹；

紧言其力弦言象，牢脉弦长沉伏间。

又见长脉。

3. 主病诗

弦应东方肝胆经，饮痰寒热疟缠身；

浮沉迟数须分别，大小单双有重轻。

4. 分部诗

寸弦头痛膈多痰，寒热癥瘕察左关；

关右胃寒心腹痛，尺中阴疝脚拘挛。

弦为木盛之病。浮弦支饮外溢，沉弦
悬饮内痛。疟脉自弦，弦数多热，弦迟多
寒。弦大主虚，弦细拘急。阳弦头痛，阴
弦腹痛。单弦饮癖，双弦寒痼。若不食
者，木来克土，必难治。

十七、革（阴）

革脉：弦而芤（仲景），如按鼓皮
（丹溪）。

仲景曰："弦则为寒，芤则为虚，虚

寒相搏，此名曰革。男子亡血失精，妇人半产漏下。"《脉经》曰："三部脉革，长病得之死，卒病得之生。"时珍曰："此即芤弦二脉相合，故均主失血之候。诸家脉书，皆以为牢脉，故或有革无牢，有牢无革，混淆不辨。不知革浮牢沉，革虚牢实，形证皆异也。"

又按：《甲乙经》曰："浑浑革革，至如涌泉，病进而危；弊弊绵绵，其去如弦绝者死。"谓脉来浑浊革变，急如涌泉，出而不返也。王贶以为溢脉，与此不同。

1. 体状主病诗

革脉形如按鼓皮，芤弦相合脉寒虚；
女人半产并崩漏，男子营虚或梦遗。

2. 相类诗

见芤、牢。

十八、牢（阴中阳）

牢脉：似沉似伏，实大而长，微弦（《脉经》）。

扁鹊曰："牢而长者，肝也。"仲景曰："寒则牢坚，有牢固之象。"沈氏曰："似沉似伏，牢之位也；实大弦长，牢之体也。"《脉诀》不言形状，但云"寻之则无，按之则有"，云"脉入皮肤辨息难"，又以牢为死脉，皆孟浪谬误。

1. 体状相类诗

弦长实大脉牢坚，牢位常居沉伏间；
革脉芤弦自浮起，革虚牢实要详看。

2. 主病诗

寒则牢坚里有余，腹心寒痛木乘脾；
疝癫癥瘕何愁也，失血阴虚却忌之。

牢主寒实之病，木实则为痛。扁鹊云："软为虚，牢为实。"失血者，脉宜沉细，反浮大而牢者死，虚病见实脉也。《脉诀》言"骨间疼痛，气居于表"，池氏以为肾传于脾，皆谬妄不经。

十九、濡（阴）

濡（即软字）脉：极软而浮细，如帛在水中，轻手相得，按之无有（《脉经》），如水上浮沤。

帛浮水中，重手按之，随手而没之象。《脉诀》言"按之似有举还无"，是微脉，非濡也。

1. 体状诗

濡形浮细按须轻，水面浮绵力不禁；
病后产中犹有药，平人若见是无根。

2. 相类诗

浮而柔细知为濡，沉细而柔作弱持；
微则浮微如欲绝，细来沉细近于微。

浮细如绵曰濡，沉细如绵曰弱，浮而

极细如绝曰微，沉而极细不断曰细。

3. 主病诗

濡为亡血阴虚病，髓海丹田暗已亏；
汗雨夜来蒸入骨，血山崩倒湿侵脾。

4. 分部诗

寸濡阳微自汗多，关中其奈气虚何；
尺伤精血虚寒甚，温补真阴可起疴。

濡主血虚之病，又为伤湿。

二十、弱（阴）

弱脉：极软而沉细，按之乃得，举手无有（《脉经》）。

弱乃濡之沉者。《脉诀》言"轻手乃得"，黎氏譬如"浮沤"，皆是濡脉，非弱也。《素问》曰"脉弱以滑"，是有胃气；"脉弱以涩"，是谓久病。病后老弱见之顺，平人少年见之逆。

1. 体状诗

弱来无力按之柔,柔细而沉不见浮;

阳陷入阴精血弱,白头犹可少年愁。

2. 相类诗

见濡脉。

3. 主病诗

弱脉阴虚阳气衰,恶寒发热骨筋痿;

多惊多汗精神减,益气调营急早医。

4. 分部诗

寸弱阳虚病可知,关为胃弱与脾衰;

欲求阳陷阴虚病,须把神门两部推。

弱主气虚之病。仲景曰:"阳陷入阴,故恶寒发热。"又云:"弱主筋,沉主骨,阳浮阴弱,血虚筋急。"柳氏曰:"气虚则脉弱,寸弱阳虚,尺弱阴虚,关弱胃虚。"

二十一、散(阴)

散脉:大而散,有表无里(《脉经》),

涣漫不收（崔氏），无统纪，无拘束，至数不齐，或来多去少，或去多来少，涣散不收，如杨花散漫之象（柳氏）。

戴同父曰："心脉浮大而散，肺脉短涩而散，平脉也。心脉软散，怔忡；肺脉软散，汗出；肝脉软散，溢饮；脾脉软散，胕肿，病脉也。肾脉软散，诸病脉代散，死脉也。"《难经》曰："散脉独见则危。"柳氏曰："散为气血俱虚、根本脱离之脉，产妇得之生，孕妇得之堕。"

1. 体状诗

散似杨花散漫飞，去来无定至难齐；
产为生兆胎为堕，久病逢之不必医。

2. 相类诗

散脉无拘散漫然，濡来浮细水中绵；
浮而迟大为虚脉，芤脉中空有两边。

3. 主病分部诗

左寸怔忡右寸汗，溢饮左关应软散；

右关软散胕胕肿，散居两尺魂应断。

二十二、细（阴）

细脉：小大于微而常有，细直而软，若丝线之应指（《脉经》）。

《素问》谓之"小"。王启玄言："如莠蓬，状其柔细也。"《脉诀》言"往来极微"，是微反大于细矣，与《经》相背。

1. 体状诗

细来累累细如丝，应指沉沉无绝期；
春夏少年俱不利，秋冬老弱却相宜。

2. 相类诗

见微、濡。

3. 主病诗

细脉萦萦血气衰，诸虚劳损七情乖；
若非湿气侵腰肾，即是伤精汗泄来。

4. 分部诗

寸细应知呕吐频，入关腹胀胃虚形；

尺逢定是丹田冷，泄利遗精号脱阴。

《脉经》曰："细为血少气衰。"有此证则顺，否则逆。故吐衄得沉细者生。忧劳过度者，脉亦细。

二十三、伏（阴）

伏脉：重按着骨，指下裁动（《脉经》），脉行筋下（《刊误》）。

《脉诀》言"寻之似有，定息全无"，殊为舛谬。

1. 体状诗

伏脉推筋着骨寻，指间裁动隐然深；
伤寒欲汗阳将解，厥逆脐疼证属阴。

2. 相类诗

见沉脉。

3. 主病诗

伏为霍乱吐频频，腹痛多缘宿食停；

蓄饮老痰成积聚，散寒温里莫因循。

4. 分部诗

食郁胸中双寸伏，欲吐不吐常兀兀；

当关腹痛困沉沉，关后疝疼还破腹。

伤寒，一手脉伏曰单伏，两手脉伏曰双伏，不可以阳证见阴为诊，乃火邪内郁，不得发越，阳极似阴，故脉伏，必有大汗而解。正如久旱将雨，六合阴晦，雨后庶物皆苏之义。又有夹阴伤寒，先有伏阴在内，外复感寒，阴盛阳衰，四肢厥逆，六脉沉伏，须投姜附及灸关元，脉乃复出也。若太溪、冲阳皆无脉者，必死。《脉诀》言"徐徐发汗"，洁古以麻黄附子细辛汤主之，皆非也。刘玄宾曰："伏脉不可发汗。"

二十四、动（阳）

动乃数脉，见于关上下，无头尾，如

豆大，厥厥动摇。

仲景曰："阴阳相搏，名曰动，阳动则汗出，阴动则发热，形冷恶寒，此三焦伤也。"成无己曰："阴阳相搏，则虚者动，故阳虚则阳动，阴虚则阴动。"庞安常曰："关前三分为阳，后三分为阴，关位半阴半阳，故动随虚见。"《脉诀》言"寻之似有，举之还无，不离其处，不往不来，三关沉沉"，含糊谬妄，殊非动脉。詹氏言其形鼓动如钩、如毛者，尤谬。

1. 体状诗

动脉摇摇数在关，无头无尾豆形团；

其原本是阴阳搏，虚者摇兮胜者安。

2. 主病诗

动脉专司痛与惊，汗因阳动热因阴；

或为泄利拘挛病，男子亡精女子崩。

仲景曰："动则为痛为惊。"《素问》曰"阴虚阳搏，谓之崩"，又曰"妇人手少阴脉动甚者，妊子也"。

二十五、促（阳）

促脉：来去数，时一止复来（《脉经》），如蹶之趣，徐疾不常（黎氏）。

《脉经》但言数而止为促，《脉诀》乃云"并居寸口"，不言时止者，谬矣。数止为促，缓止为结，何独寸口哉？

1. 体状诗

促脉数而时一止，此为阳极欲亡阴；
三焦郁火炎炎盛，进必无生退可生。

2. 相类诗

见代脉。

3. 主病诗

促脉惟将火病医，其因有五细推之；
时时喘咳皆痰积，或发狂斑与毒疽。

促主阳盛之病。促、结之因，皆有

气、血、痰、饮、食五者之别。一有留滞，则脉必见止也。

二十六、结（阴）

结脉：往来缓，时一止，复来（《脉经》）。

《脉诀》言"或来或去，聚而却还"，与结无关。仲景有"累累如循长竿曰阴结，蔼蔼如车盖曰阳结"。《脉经》又有如"麻子动摇，旋引旋收，聚散不常者曰结，主死"。此三脉，名同实异也。

1. 体状诗

结脉缓而时一止，独阴偏盛欲亡阳；
浮为气滞沉为积，汗下分明在主张。

2. 相类诗

见代脉。

3. 主病诗

结脉皆因气血凝，老痰结滞苦沉吟；

内生积聚外痈肿，疝瘕为㿂病属阴。

结主阴盛之病。越人曰："结甚则积甚，结微则气微，浮结外有痛积，伏结内有积聚。"

二十七、代（阴）

代脉：动而中止，不能自还，因而复动（仲景），脉至还入尺，良久方来（吴氏）。

脉一息五至，肺、心、脾、肝、肾五脏之气，皆足五十动而一息，合大衍之数，谓之平脉。反此则止乃见焉，肾气不能至，则四十动一止；肝气不能至，则三十动一止。盖一脏之气衰，而他脏之气代至也。《经》曰："代则气衰。"滑伯仁曰："若无病，羸瘦脉代者，危脉也。"有病而气血乍损，气不能续者，只为病脉。伤寒心悸脉代者，复脉汤主之。妊娠脉代者，其胎百日代之，生死不可不辨。

1. 体状诗

动而中止不能还，复动因而作代看；

病者得之犹可疗，平人却与寿相关。

2. 相类诗

数而时至名为促，缓止须将结脉呼；

止不能回方是代，结生代死自殊途。

促、结之止无常数，或二动、三动，一止即来。代脉之止有常数，必依数而止，还入尺中，良久方来也。

3. 主病诗

代脉元因脏气衰，腹痛泄利下元亏；

或为吐泻中宫病，女子怀胎三月兮。

4. 预后诗

五十不止身无病，数内有止皆知定；

四十一止一脏绝，四年之后多亡命；

三十一止即三年，二十一止二年应；

十动一止一年殂，更观气色兼形证；

两动一止三四日，三四动止应六七。

五六一止七八朝，次第推之自无失。

《脉经》曰："代散者死。主泄及便脓血。"戴同父曰："脉必满五十动，出自《难经》，而《脉诀》五脏歌，皆以四十五动为准，乖于经旨。"柳东阳曰："古以动数候脉，是吃紧语。须候五十动，乃知五脏缺失。今人指到腕臂，即云见了。夫五十动，岂弹指间事耶？故学者当诊脉、问证、听声、观色，斯备四诊而无失。"

卷二　四言举要

（宋南康紫虚隐君崔嘉彦希范著，
明蕲州月池子李言闻子郁删补）

一、经脉与脉气

脉乃血派，气血之先；
血之隧道，气息应焉。
其象法地，血之府也；
心之合也，皮之部也。
资始于肾，资生于胃；
阳中之阴，本乎营卫。
营者阴血，卫者阳气；
营行脉中，卫行脉外。
脉不自行，随气而至；
气动脉应，阴阳之义。

气如橐籥，血如波澜；

血脉气息，上下循环。

十二经中，皆有动脉；

惟手太阴，寸口取决。

此经属肺，上系吭嗌；

脉之大会，息之出入。

一呼一吸，四至为息；

日夜一万，三千五百。

一呼一吸，脉行六寸；

日夜八百，十丈为准。

二、部位与诊法

初持脉时，令仰其掌；

掌后高骨，是谓关上。

关前为阳，关后为阴；

阳寸阴尺，先后推寻。

寸口无脉，求治臂外；

是谓反关，本不足怪。

心肝居左，肺脾居右；
肾与命门，居两尺部。

魂魄谷神，皆见寸口；
左主司官，右主司府。

左大顺男，右大顺女；
本命扶命，男左女右。

关前一分，人命之主；
左为人迎，右为气口。

神门决断，两在关后；
人无二脉，病死不愈。

男女脉同，惟尺则异；
阳弱阴盛，反此病至。

脉有七诊，曰浮中沉；
上下左右，消息求寻。

又有九候，举按轻重；
三部浮沉，各候五动。

寸候胸上，关候膈下；

尺候于脐，下至跟踝。

左脉候左，右脉候右；

病随所在，不病者否。

三、五脏平脉

浮为心肺，沉为肾肝；

脾胃中州，浮沉之间。

心脉之浮，浮大而散；

肺脉之浮，浮涩而短。

肝脉之沉，沉而弦长；

肾脉之沉，沉实而濡。

脾胃属土，脉宜和缓；

命为相火，左寸同断。

四、四时脉象

春弦夏洪，秋毛冬石；

四季和缓，是谓平脉。

太过实强，病生于外；

不及虚微，病生于内。

春得秋脉，死在金日；

五脏准此，推之不失。

四时百病，胃气为本；

脉贵有神，不可不审。

五、辨脉提纲

调停自气，呼吸定息；

四至五至，平和之则。

三至为迟，迟则为冷；

六至为数，数即热证。

转迟转冷，转数转热；

迟数既明，浮沉当别。

浮沉迟数，辨内外因；

外因于天，内因于人。

天有阴阳，风雨晦冥；

人喜怒忧，思悲恐惊。

外因之浮，则为表证；

沉里迟阴，数则阳盛。

内因之浮，虚风所为；

沉气迟冷，数热何疑。

浮数表热，沉数里热；

浮迟表虚，沉迟冷结。

表里阴阳，风气冷热；

辨内外因，脉证参别。

脉理浩繁，总括于四；

既得提纲，引申触类。

六、诸脉形态

浮脉法天，轻手可得；

泛泛在上，如水漂木。

有力洪大，来盛去悠；

无力虚大，迟而且柔。

虚甚则散，涣漫不收；

有边无中，其名曰芤。

浮小为濡，绵浮水面；

濡甚则微，不任寻按。

沉脉法地，近于筋骨；
深深在下，沉极为伏。

有力为牢，实大弦长；
牢甚则实，愊愊而强。

无力为弱，柔小如绵；
弱甚则细，如蛛丝然。

迟脉属阴，一息三至；
小驶于迟，缓不及四。

二损一败，病不可治；
两息夺精，脉已无气。

浮大虚散，或见芤革；
浮小濡微，沉小细弱。

迟细为涩，往来极难；
易散一止，止而复还。

结则来缓，止而复来；
代则来缓，止不能回。

数脉属阳，六至一息；

七疾八极，九至为脱。

浮大者洪，沉大牢实；

往来流利，是谓之滑。

有力为紧，弹如转索；

数见寸口，有止为促。

数见关中，动脉可候；

厥厥动摇，状如小豆。

长则气治，过于本位；

长而端直，弦脉应指。

短则气病，不能满部；

不见于关，惟尺寸候。

七、诸脉主病

一脉一形，各有主病；

数脉相兼，则见诸证。

浮脉主表，里必不足；

有力风热，无力血弱。

浮迟风虚，浮数风热；

浮紧风寒，浮缓风湿。

浮虚伤暑，浮芤失血；

浮洪虚火，浮微劳极。

浮濡阴虚，浮散虚剧；

浮弦痰饮，浮滑痰热。

沉脉主里，主寒主积；

有力痰食，无力气郁。

沉迟虚寒，沉数热伏；

沉紧冷痛，沉缓水蓄。

沉牢痼冷，沉实热极；

沉弱阴虚，沉细痹湿。

沉弦饮痛，沉滑宿食；

沉伏吐利，阴毒聚积。

迟脉主脏，阳气伏潜；

有力为痛，无力虚寒。

数脉主腑，主吐主狂；

有力为热，无力为疮。

滑脉主痰，或伤于食；

下为蓄血，上为吐逆。

涩脉少血，或中寒湿；

反胃结肠，自汗厥逆。

弦脉主饮，病属胆肝；

弦数多热，弦迟多寒。

浮弦支饮，沉弦悬痛；

阳弦头痛，阴弦腹痛。

紧脉主寒，又主诸痛；

浮紧表寒，沉紧里痛。

长脉气平，短脉气病；

细则气少，大则病进。

浮长风痫，沉短宿食；

血虚脉虚，气实脉实。

洪脉为热，其阴则虚；

细脉为湿，其血则虚。

缓大者风，缓细者湿；

缓涩血少，缓滑内热。

濡小阴虚，弱小阳竭；

阳竭恶寒，阴虚发热。

阳微恶寒，阴微发热；

男微虚损，女微泻血。

阳动汗出，阴动发热；

为痛与惊，崩中失血。

虚寒相搏，其名为革；

男子失精，女子失血。

阳盛则促，肺痈阳毒；

阴盛则结，疝瘕积郁。

代则气衰，或泄脓血；

伤寒心悸，女胎三月。

八、杂病脉象

脉之主病，有宜不宜；

阴阳顺逆，凶吉可推。

中风浮缓，急实则忌；

浮滑中痰，沉迟中气。

尸厥沉滑，卒不知人；

入脏身冷，入腑身温。

风伤于卫，浮缓有汗；

寒伤于营，浮紧无汗。

暑伤于气，脉虚身热；

湿伤于血，脉缓细涩。

伤寒热病，脉喜浮洪；

沉微涩小，证反必凶。

汗后脉静，身凉则安；

汗后脉躁，热甚必难。

阳病见阴，病必危殆；

阴病见阳，虽困无害。

上不至关，阴气已绝；

下不至关，阳气已竭。

代脉止歇，脏绝倾危；

散脉无根，形损难医。

饮食内伤，气口急滑；

劳倦内伤，脾脉大弱。

欲知是气，下手脉沉；

沉极则伏，涩弱久深。

火郁多沉，滑痰紧食；

气涩血芤，数火细湿。

滑主多痰，弦主留饮；

热则滑数，寒则弦紧。

浮滑兼风，沉滑兼气；

食伤短疾，湿留濡细。

疟脉自弦，弦数者热；

弦迟者寒，代散者折。

泄泻下痢，沉小滑弱；

实大浮洪，发热则恶。

呕吐反胃，浮滑者昌；

弦数紧涩，结肠者亡。

霍乱之候，脉代勿讶；

厥逆迟微，是则可怕。

咳嗽多浮，聚肺关胃；

沉紧小危，浮濡易治。

喘急息肩，浮滑者顺；

沉涩肢寒，散脉逆证。

病热有火，洪数可医；

沉微无火，无根者危。

骨蒸发热，脉数而虚；

热而涩小，必殒其躯。

劳极诸虚，浮软微弱；

土败双弦，火炎急数。

诸病失血，脉必见芤；

缓小可喜，数大可忧。

瘀血内蓄，却宜牢大；

沉小涩微，反成其害。

遗精白浊，微涩而弱；

火盛阴虚，芤濡洪数。

三消之脉，浮大者生；

细小微涩，形脱可惊。

小便淋闷，鼻头色黄；

涩小无血，数大何妨。

大便燥结，须分气血；

阳数而实，阴迟而涩。

癫乃重阴，狂乃重阳；

浮洪吉兆，沉急凶殃。

痫脉宜虚，实急者恶；

浮阳沉阴，滑痰数热。

喉痹之脉，数热迟寒；

缠喉走马，微伏则难。

诸风眩晕，有火有痰；

左涩死血，右大虚看。

头痛多弦，浮风紧寒；

热洪湿细，缓滑厥痰。

气虚弦软，血虚微涩；

肾厥弦坚，真痛短涩。

心腹之痛，其类有九；

细迟从吉，浮大延久。

疝气弦急，积聚在里；

牢急者生，弱急者死。

腰痛之脉，多沉而弦；

兼浮者风，兼紧者寒。

弦滑痰饮，濡细肾着；

大乃肾虚，沉实闪肭。

脚气有四，迟寒数热；

浮滑者风，濡细者湿。

痿病肺虚，脉多微缓；

或涩或紧，或细或濡。

风寒湿气，合而为痹；

浮涩而紧，三脉乃备。

五疸实热，脉必洪数；

涩微属虚，切忌发渴。

脉得诸沉，责其有水；

浮气与风，沉石或里。

沉数为阳，沉迟为阴；

浮大出厄，虚小可惊。

胀满脉弦，土制于木；

湿热数洪，阴寒迟弱。

浮为虚满，紧则中实；

浮大可治，虚小危极。

五脏为积，六腑为聚；

实强者生，沉细者死。

中恶腹胀，紧细者生；

脉若浮大，邪气已深。

痈疽浮散，恶寒发热；

若有痛处，痈疽所发。

脉数发热，而痛者阳；

不数不热，不疼阴疮。

未溃痈疽，不怕洪大；

已溃痈疽，洪大可怕。

肺痈已成，寸数而实；

肺痿之形，数而无力。

肺痈色白，脉宜短涩；

不宜浮大，唾糊呕血。

肠痈实热，滑数可知；

数而不热，关脉芤虚。

微涩而紧，未脓当下；

紧数脓成，切不可下。

九、妇儿脉法

妇人之脉，以血为本；

血旺易胎，气旺难孕。

少阴动甚，谓之有子；

尺脉滑利，妊娠可喜。

滑疾不散，胎必三月；

但疾不散，五月可别。

左疾为男，右疾为女；

女腹如箕，男腹如釜。

欲产之脉，其至离经；

水下乃产，未下勿惊。

新产之脉，缓滑为吉；

实大弦牢，有证则逆。

小儿之脉，七至为平；

更察色证，与虎口纹。

十、奇经八脉

奇经八脉，其诊又别；

直上直下，浮则为督。

牢则为冲，紧则任脉；

寸左右弹，阳跷可决。

尺左右弹，阴跷可别；

关左右弹，带脉当决。

尺外斜上，至寸阴维；

尺内斜上，至寸阳维。

督脉为病，脊强癫痫；

任脉为病，七疝瘕坚。

冲脉为病，逆气里急；

带主带下，脐痛精失。

阳维寒热，目眩僵仆；

阴维心痛，胸胁刺筑。

阳跷为病，阳缓阴急；

阴跷为病，阴缓阳急。

癫痫瘛疭，寒热恍惚；

八脉脉证，各有所属。

十一、平人无脉

平人无脉，移于外络；

兄位弟乘，阳溪列缺。

十二、真脏绝脉

病脉既明，吉凶当别；

经脉之外，又有真脉。

肝绝之脉，循刀责责；

心绝之脉，转豆躁疾。

脾则雀啄，如屋之漏；

如水之流，如杯之覆。

肺绝如毛，无根萧索；

麻子动摇，浮波之合。

肾脉将绝，至如省客；

来如弹石，去如解索。

命脉将绝，虾游鱼翔；

至如涌泉，绝在膀胱。

真脉既形，胃已无气；

参察色证，断之以臆。

附：脉诀考证

一、《脉诀》非叔和书

晦庵朱子曰：古人察脉非一道，今世惟守寸关尺之法，所谓关者多不明。独俗传《脉诀》，词最鄙浅，非叔和本书，乃能直指高骨为关。然世之高医，以其书赝，遂委弃而羞言之。（《跋郭长阳书》）

东阳柳贯曰：王叔和撰《脉经》十卷，为医家一经。今《脉诀》熟在人口，直谓叔和所作，不知叔和西晋时尚未有歌括，此乃宋之中世人伪托，以便习肆尔。朱子取其高骨为关之说，不知其正出《脉经》也。庐陵谢缙翁曰：今称叔和《脉

诀》，不知起于何时。宋熙宁初，校正
《脉经》，尚未有此，陈孔硕始言《脉诀》
出而《脉经》隐，则《脉诀》乃熙宁以后
人作耳。惟陈无择《三因方》，言高阳生
剽窃作歌诀，刘元宾从而和之，其说似深
知《脉经》者，而又自著七表八里九道之
名，则陈氏亦未尝详读《脉经》矣。

河东王世相曰：诊候之法，不易精
也，轩岐微蕴，越人、叔和撰《难经》
《脉经》，犹未尽泄其奥。五代高阳生著
《脉诀》，假叔和之名，语多牴牾，辞语鄙
俚，又被俗学妄注，世医家传户诵，茫然
无所下手，不过藉此求食而已，于诊视何
益哉！

云间钱溥曰：晋太医令王叔和著《脉
经》，其言可守而不可变，及托叔和《脉诀》
行，而医经之理遂微。盖叔和为世所信重，
故假其名而得行耳。然医道之日浅，未必不

由此而误之也。

二、七表、八里、九道之非

金陵戴起宗曰：脉不可以表里定名也。轩岐、越人、叔和，皆不言表里，《脉诀》窃叔和之名，而立七表、八里、九道，为世大惑。脉之变化，从阴阳生，但可以阴阳对待而言，各从其类，岂可以一浮二沉为定序，而分七八九之名乎？大抵因浮而见者皆为表，因沉而见者皆为里，何拘于七八九哉？庐山刘立之以浮、沉、迟、数为纲，以教学者，虽似捷径，然必博学反约，然后能入脉妙，若以此自足，亦画矣。

撄宁滑寿曰：脉之阴阳表里，以对待而为名象也。高阳生之七表、八里、九道，盖凿凿也。求脉之明，为脉之晦。

谢氏曰：《脉经》论脉二十四种，初无表里九道之目。其言芤脉云，中央空，两边实，云芤则为阴，而《脉诀》以芤为七表属阳，云中间有，两头无。仲景脉法云，浮、大、数、动、滑为阳，沉、涩、弱、弦、微为阴。而《脉诀》以动为阴，以弦为阳，似此背误颇多，则《脉诀》非叔和书，可推矣。

草庐吴澄曰：俗误以《脉诀》为《脉经》，而王氏《脉经》，知者或鲜。脉书往往混牢革为一。夫牢为寒实，革为虚寒，安可混乎？脉之浮、沉、虚、实、紧、缓、数、迟、滑、涩、长、短之相反，匹配自不容易，况有难辨，如洪散俱大，而洪有力，微细俱小，而微无力，芤类浮而边有中无，伏类沉而边无中有。若豆粒而摇摇不定者，动也；若鼓皮而如如不动者，革也。俱对待也。又有促、结、代，皆有止之脉，促疾结缓，故可为对，代则无对。总之凡二十七脉，不止于七表、八

里、九道，二十四脉也。（详《文集》）

濒湖李时珍曰：《脉经》论脉，止有二十四种，无长短二脉。《脉诀》歌脉，亦有二十四种，增长短而去数散。皆非也。《素》《难》仲景论脉，只别阴阳，初无定数，如《素问》之鼓搏、喘横，仲景之惵平、荣章、纲损、纵横、逆顺之类是也。后世脉之精微失传，无所依准，因立名而为之归著耳。今之学者，按图索骥，犹若望洋，而况举其全旨乎？此草庐公说，独得要领也。

三、男女脉位

齐褚澄曰：男子阳顺，自下生上，故右尺为受命之根，万物从土而出，故右关为脾，生右寸肺，肺生左尺肾，肾生左关肝，肝生左寸心。女子阴逆，自上生下，故左寸为受命之根，万物从土而出，故左

关为脾，生左尺肺，肺生右寸肾，肾生右关肝，肝生右尺心。（详《褚氏遗书》）

华谷储泳曰：《脉诀》以女人尺脉盛弱，与男子相反为背看。夫男女形体绝异，阴阳殊涂，男生而覆，女生而仰，男则左旋，女则右转，男主施，女主受，男之至命在肾，处脏腑之极下，女之至命在乳，处脏腑之极上。形气既异，脉行于形气之间，岂略不少异耶？此褚氏之说，为有理也。（详《祛疑说》）

戴起宗曰：《脉诀》，因男子左肾右命，女子左命右肾之别，遂言反此背看。而诸家以尺脉盛弱解之。褚氏又以女人心肺诊于尺，倒装五脏，其谬又甚。不知男女形气精血虽异，而十二经脉所行始终，五脏之定位则一也。安可以女人脉位为反耶？

丹溪朱震亨曰：昔轩辕使伶伦截嶰谷

之竹，作黄钟律管，以候天地之节气，使岐伯取气口，作脉法，以候人之动气。故黄钟之数九分，气口之数亦九分，律管具而寸之数始形。故脉之动也，阳得九分，阴得一寸，吻合于黄钟。天不足西北，阳南而阴北，故男子寸盛而尺弱，肖乎天也。地不满东南，阳北而阴南，故女子尺盛而寸弱，肖乎地也。黄钟者，气之先兆，故能测天地之节候。气口者，脉之要会，故能知人命之死生。世之俗医，诵高阳生之妄作，欲以治病，其不杀人也几希。龙丘叶氏曰：脉者，天地之元性，故男女尺寸盛弱，肖乎天地。越人以为男生于寅，女生于申，三阳从天生，三阴从地长。谬之甚也。独丹溪推本律法，混合天人而辟之，使千载之误，一旦昭然，岂不韪哉！

四、脏腑部位

绍兴王宗正曰：诊脉之法，当从心肺俱浮，肝肾俱沉，脾在中州之说。王叔和独守寸关尺分部位，以测五脏六腑之脉者，非也。

慈溪赵继宗曰：《脉诀》言"左心小肠肝胆肾，右肺大肠脾胃命"者，非也。心肺居上，为阳为浮；肝肾居下，为阴为沉；脾居中州，半阴半阳，半浮半沉。当以左寸为心，右寸为肺，左尺为肝，右尺为肾，两关为脾。关者，阴阳之界限，前取阳三分，后取阴三分，所谓土居金、木、水、火之中，寄旺于四时，不独右关为脾也。肝既为阴，岂宜在半阴半阳、半浮半沉之左关耶？命门即是肾，不宜以右尺为诊。（详《儒医精要》）

吴草庐曰：医者于寸关尺，辄名之

曰：此心脉，此肺脉，此肝脉，此脾脉，此肾脉者，非也。五脏六腑，凡十二经，两手寸关尺者，手太阴肺经之一脉也。分其部位，以候他脏之气耳。脉行始于肺，终于肝，而复会于肺。肺为气所出之门户，故名曰气口，而为脉之大会，以占一身焉。（详《文集》）

李时珍曰：两手六部，皆肺之经脉也，特取此以候五脏六腑之气耳，非五脏六腑所居之处也。凡诊察皆以肺、心、脾、肝、肾各候一动，五十动不止者，五脏皆足。内有一止，则知一脏之脉不至。据此推之，则以肺经一脉，候五脏六腑之气者，可心解矣。褚、储、赵氏不知脉随五脏之气行于经隧之间，欲以男女脏腑，颠倒部位，执泥不通。戴同父言：褚氏倒装五脏，丹溪别男女尺寸，草庐明三部皆肺，三说皆有真见，学者所当宗师。若夫赵氏所云，盖本于宋人王宗正《难经图解》，岂知脉分两手，出于《素问·脉要精微论》，而越人推明关脉及一脉十变于《难经》，非始于叔和也。若如其说，则一脉十变，何从推之？可谓凿而任矣。命门即肾之说，乃越人之误也。予尝著《命门考》《三焦客难》二说，凡二千余言云。